DE

L'AUGMENTATION DE FIBRINE

DANS LA PÉRICÉRÉBRITE

Par le Dr Daniel BRUNET

Directeur médecin en chef de l'asile public d'aliénés d'Évreux,
ancien interne de Bicêtre et de Charenton
lauréat de la faculté de médecine de Paris et de la Société médico-psychologique,
membre titulaire de la Société d'anthropologie,
membre correspondant de la Société de médecine légale
et de la Société médico-psychologique.

PARIS

IMPRIMERIE DE E. DONNAUD

1, RUE CASSETTE, 1

1884

DE

L'AUGMENTATION DE FIBRINE

DANS LA PÉRICÉRÉBRITE

———

Dans la note que j'ai lue au Congrès international de médecine mentale, j'ai donné un résumé très succinct des recherches que j'ai faites sur la paralysie générale, qui est due à une péricérébrite chronique ; je compte publier ces recherches successivement dans plusieurs mémoires et je commencerai par l'examen de la quantité de fibrine contenue dans le sang.

La quantité de fibrine du sang varie dans les différentes parties du corps. — Le sang veineux du bras en contient, à l'état normal, de 2 gr. 20 à 2 gr. 30 pour 1,000 gr. ; le chiffre de 3 gr., admis pendant longtemps, a été reconnu trop élevé.

La fibrine diminue dans les pyrexies et augmente dans les maladies inflammatoires aiguës.

Dans les phlegmasies chroniques, la fibrine n'augmente pas ordinairement d'une manière notable.

B

L'augmentation de la quantité de fibrine dans l'inflammation aiguë est toujours, pour le même organe, proportionnelle à l'intensité des phénomènes phlegmasiques. Elle varie beaucoup suivant les organes qui sont le siège de l'inflammation, et, d'après quelques auteurs, elle serait même nulle dans les phlegmasies de l'appareil nerveux.

Virchow, qui soutient ce fait, l'attribue à l'absence de vaisseaux lymphatiques dans cet appareil. — Pour lui, l'augmentation de la fibrine est due à une modification de la lymphe dans les parties enflammées et elle est proportionnelle à la richesse des vaisseaux lymphatiques de ces parties.

Le grand nombre de ces vaisseaux dans les poumons expliquerait l'augmentation considérable de la fibrine dans la pneumonie.

Cette opinion est erronée. La fibrine augmente dans les inflammations cérébro-spinales quoique à un moindre degré que dans les phlegmasies des autres organes. — L'appareil nerveux contient des lymphatiques et il ne me paraît pas démontré que l'augmentation de la fibrine soit due à une modification de la lymphe.

Dans la méningite cérébro-spinale épidémique, où l'inflammation du tissu nerveux est très intense, la quantité de fibrine s'est élevée d'après Tourdes à 5,63, d'après Maillot à 6,41, et d'après Lévy à 5,66 (1).

Pendant mon internat à Charenton, dans le service de M. Calmeil, j'avais commencé à étudier la composition du sang dans les diverses formes de l'aliénation mentale, d'après la méthode employée par Andral et Gavarret. Ces recherches que je n'ai pu continuer, parce que les fonctions administratives, dont j'ai été chargé depuis, ne m'en

---

(1) Andral et Gavarret, *Annales de chimie*, nov. 1840 ; Andral *Hématologie* ; Becquerel et Rodier. *Gaz. méd.*, 1844 ; Michéa, *Gaz. méd.*, 1847 ; Virchow, *Pathologie cell.*, traduit par Paul Picard.

ont pas laissé le loisir, n'ont abouti à aucun résultat précis en ce qui concerne les globules sanguins et les matières solides du sérum. Elles n'ont pas été assez nombreuses, et je me contenterai d'en détacher ce qui se rapporte à la fibrine dont j'ai pesé le poids chez quarante et un aliénés.

Les saignées variaient de 400 à 500 grammes et la fibrine, extraite du caillot, lavé avec soin, était pesée après avoir été desséchée complètement dans une étuve. La fibrine ainsi préparée n'est pas tout à fait pure; elle contient quelques matières grasses et, pour les enlever, il aurait fallu la traiter par l'éther, mais la graisse mêlée à la fibrine est toujours en très petite quantité et n'augmente pas d'une manière sensible son poids.

J'ai pesé la fibrine dans six cas d'hémorrhagie cérébrale intra-ventriculaire; j'ai trouvé, comme Andral et Gavarret, la quantité de fibrine diminuée; elle a varié de 1,70 à 2,14.

Dans deux cas de delirium tremens, le poids de la fibrine a été de 1 gr. 45 et 1 gr. 60, tandis que dans trois cas de manie suraiguë, il a été de 2,65, 3 et 3,14.

M. Calmeil ordonnait souvent la saignée dans la paralysie générale et je crois qu'on a le tort de trop y renoncer aujourd'hui.

J'ai pu peser la fibrine du sang chez trente aliénés atteints de cette affection; son poids a varié entre 1,30 et 5,90 et a été en rapport avec l'intensité des phénomènes inflammatoires.

Les quantités minima de fibrine 1,30 et 1,86 ont été obtenues chez deux individus atteints de paralysie générale à forme démente, à marche lente, saignés à la fin de la deuxième période de la paralysie, pour des symptômes de congestion cérébrale de peu d'intensité et de peu de durée.

Le poids de la fibrine dans vingt-quatre cas a varié de 2 gr. à 3 gr. 32 et sa moyenne pour ces vingt-quatre cas a été de 2 gr. 60.

Dans les observations suivantes il a dépassé le chiffre 4

OBSERVATION I. — N... Démence paralytique, à la seconde période, présentant la forme ambitieuse. Attaque épileptiforme. Peau chaude, 100 pulsations. Saignée de 400 gr. le lendemain de cette attaque. Le malade peut se lever au bout de quatre jours. Fibrine 4,05.

OBSERVATION II. — L... Démence paralytique arrivée à la fin de la deuxième période. Forme ambitieuse. Attaque comateuse avec légers mouvements convulsifs. Peau chaude, 110 pulsations. Saignée de 400 gr. le lendemain de l'attaque. Caillot recouvert d'une légère couenne. Le poids de la fibrine est de 4 gr. 26 pour 1,000 gr.

Dans l'observation suivante, le chiffre de la fibrine a été de 4 gr. 85, à la suite d'une attaque épileptiforme fébrile pendant laquelle le pouls s'est élevé jusqu'à 150 pulsations.

OBSERVATION III. — *Péricérébrite à forme ambitieuse. Exacerbation suraiguë caractérisée par du coma, des convulsions et une fièvre intense. Sang couenneux. Mort vingt jours après. Durée totale de la maladie vingt-huit mois. Au microscope, lésions inflammatoires des circonvolutions cérébrales.*

Le nommé P..., âgé de quarante-six ans, employé au chemin de fer d'Orléans, né et domicilié dans cette ville, est entré le 15 juillet 1856 à la maison de Charenton où il a succombé le 21 janvier 1858.

Son éducation a été un peu négligée, et il n'a reçu qu'une instruction primaire. Il est resté quatorze ans soldat et a acquis le grade de sous-officier. Il était d'un caractère violent et emporté, mais ne conservait pas longtemps rancune aux personnes avec lesquelles il se fâchait.

A l'âge de dix-huit ans, il a eu une fièvre intermittente à type tierce et à forme délirante dont la durée a été de six mois.

Fièvre typhoïde à vingt ans.

Nombreux excès alcooliques; quelques excès vénériens.

Il a une certaine fortune et, depuis quatorze ans, il était employé comptable à la gare des marchandises du chemin de fer d'Orléans.

Pas d'hérédité.

On ne connaît aucune cause morale qui ait pu contribuer au développement de la maladie.

Au mois d'octobre 1855, il était dans ses bureaux occupé à travailler, lorsque le médecin de la compagnie qui faisait sa tournée remarqua chez lui de la rougeur à la face et constata que la parole était embarrassée..

Le médecin le renvoya chez lui, lui fit appliquer des sangsues à l'anus et lui prescrivit un purgatif. Depuis cette époque, le malade a quitté ses travaux, et son intelligence a été toujours s'affaiblissant de plus en plus. De temps en temps, à propos de la plus légère contrariété, il entrait dans une violente excitation, mais ne tardait pas à redevenir calme.

On n'a pas constaté d'hallucinations. La mémoire est très affaiblie, il est incapable de faire aucun travail sérieux; son écriture est tremblée, et beaucoup de mots sont tronqués ou omis.

Il n'a plus aucun soin de sa personne et se montre indifférent à tout. Il a des idées de richesse et de grandeur, dort parfaitement bien, mange beaucoup et a engraissé.

Trois mois avant que le médecin de la compagnie d'Orléans eût constaté des troubles cérébraux chez lui, sa sœur, qui nous a donné les renseignements que je viens de rapporter, nous a dit qu'elle avait déjà remarqué de l'affaiblissement intellectuel.

Juillet 1857. Taille moyenne, cheveux châtains, tête bien conformée; tempérament lymphatico-sanguin, embonpoint notable.

Il se croit très riche, se dit officier de la Légion d'honneur, est comblé de faveurs de la part du gouvernement

B.

et parle avec emphase des prétendus grades élevés qu'il aurait acquis à l'armée, de ses bois, de ses domestiques et de ses équipages, etc.

L'articulation des mots est très difficile et quand il parle on constate des mouvements convulsifs des muscles de la face. Il est très gai, très expansif, très heureux et demande quelquefois à sortir pour s'occuper de ses affaires et voir le directeur du chemin de fer dans lequel il était employé.

Août. Même état. Bégaiement considérable.

Ses écrits sont criblés de fautes d'orthographe et de mots qui sont inachevés. Son écriture est tremblée et souvent incompréhensible parce qu'il oublie souvent les phrases principales.

Septembre. Même état. Pas d'excitation. Régularité parfaite des fonctions digestives. Assez bonne tenue.

Octobre. Pas de changement notable.

Janvier 1858. Depuis deux mois l'affection dont il est atteint marche à grands pas vers son terme fatal. Il est incapable d'avoir aucun soin de sa personne ; la parole est extrêmement embarrassée et les mouvements des membres très gênés. Le délire ambitieux diminue et les facultés intellectuelles s'affaiblissent de plus en plus. L'embonpoint commence à se perdre.

8 *janvier.* Violente excitation, rougeur et chaleur de la peau, accélération du pouls.

9 *janvier.* Depuis hier soir, l'agitation est remplacée par un état demi-comateux. Les membres sont contracturés et les paupières closes. La pupille de l'œil droit est plus étroite que celle du côté gauche. Il ne répond à aucune des questions qu'on lui adresse. La sensibilité n'est pas complètement abolie. 150 pulsations, peau très chaude, saignée de 400 gr.

10 *janvier.* 124 pulsations. Persistance du coma. Le caillot de la saignée est rétracté et couvert d'une légère

couenne; le sang contient 4 gr. 85 pour 1,000 grammes.

13 janvier. 112 pulsations. Il parle depuis deux jours et prononce des phrases incohérentes en bégayant beaucoup. Quand on le pince très fort, il dit que cela ne lui fait pas de mal, tandis que la physionomie exprime de la douleur et que ses mains cherchent à éloigner la mienne.

14 janvier. 110 pulsations. — Il mange un peu.

17 janvier. 110 pulsations. Il va assez bien et nous dit en bredouillant extrêmement qu'il possède quatre millions.

28 janvier. Il va de mieux en mieux, le pouls varie de 110 à 100. Il mange la demi-portion d'aliments.

29 janvier. Il succombe aujourd'hui. Hier soir il est tombé dans un état demi-comateux, qui a été toujours en s'aggravant jusqu'au moment de la mort.

Autopsie, quarante-sept heures après la mort.

Membres dans la résolution. Un peu d'amaigrissement.

Os du crâne minces et très injectés. La dure-mère se détache facilement de ces os.

Le poids du cerveau est de 1,013 gr.; celui du cervelet, du bulbe et de la protubérance, dé 164.

L'hémisphère droit pèse 10 grammes de plus que le gauche.

Les membranes viscérales sont injectées et opalescentes et il est impossible de les enlever sans entraîner avec elles des lambeaux de substance corticale qui est ramollie et plus colorée qu'à l'état normal. Ces lésions sont plus marquées à la face externe que sur les autres faces et manquent sur les trois faces du lobe occipital.

Beaucoup de sérosité dans les mailles de la pie-mère et dans les ventricules. La membrane qui tapisse les cavités est évidemment épaissie.

Toute la substance cérébrale paraît imbibée de sérosité et ramollie, mais ce ramollissement est surtout notable sur la couche la plus superficielle de la substance grise.

Le cervelet est un peu injecté, et sa couche corticale paraît légèrement ramollie.

Pas de lésions dans les organes des cavités abdominale et thoracique.

Examen microscopique. — La substance corticale au niveau des points où elle adhère aux membranes viscérales est ramollie, se dissocie très facilement. Les vaisseaux sont très distendus par le sang et leurs parois sont incrustées de quelques granulations graisseuses. La substance amorphe est plus granuleuse. Les myélocytes, noyaux et cellules, sont plus nombreux et plus volumineux (1).

On trouve en outre beaucoup d'éléments embryoplastiques, noyaux ovoïdes, corps fusiformes. Ces derniers sont isolés ou réunis par deux, par trois ou même en plus grand nombre. Les fibres nerveuses, tubes et cylindres de l'axe, sont atrophiés et ne se rencontrent dans les points les plus malades que par petits tronçons. Çà et là magma blanchâtre de nature fibrineuse, particulièrement à côté des vaisseaux, le long desquels d'ailleurs les lésions que je viens d'indiquer sont le plus marquées. Cellules nerveuses plus granulées qu'à l'état normal. Les corps granuleux sont très peu nombreux.

Dans la substance blanche, les tubes nerveux près des circonvolutions les plus malades sont atrophiés et séparés les uns des autres par beaucoup de matière amorphe parsemée de quelques petits noyaux ovalaires.

Gluge, Lebert et Calmeil ont à tort donné les corps granuleux comme le caractère essentiel de l'inflammation. Ils n'existent pas à la première période de la péricérébrite et leur nombre n'est nullement en rapport avec l'intensité de la phlegmasie. Ils sont surtout très nombreux dans la pé-

---

(1) On admet aujourd'hui que la matière amorphe et les myélocytes sont de nature conjonctive et forment une trame au milieu de laquelle est placé le tissu nerveux.

ricérébrite à forme démente et à marche lente dans laquelle l'atrophie du cerveau est considérable. — Ils sont produits par des granulations graisseuses déposées sur des cellules de différente nature, leucocytes, myélocytes, cellules nerveuses et indiquent une phase régressive de la maladie.

OBSERVATION IV. —*Paralysie générale à forme ambitieuse. Etat demi-comateux. Contracture des membres. Grincement de dents. Saignée de 500 gr. Fibrine 5,90. Néomembrane de l'arachnoïde pariétale. Lésions inflammatoires du cerveau très marquées.*

M... né le 1er janvier 1813, célibataire, lieutenant au 88e de ligne, entré à Charenton le 18 avril 1857 ; mort le 24 avril 1858.

Il vient de l'établissement des aliénés de la Haute-Vienne.

Certificat du médecin directeur. — Entré à l'asile le 3 février 1857, il présentait une violente excitation avec idées dominantes de grandeur et de richesse, et une disposition marquée à la paralysie. Une amélioration notable se manifesta bientôt dans son état, et l'on croyait qu'il pourrait être rendu à sa famille, lorsque, le 24 mars, il a été frappé d'une attaque de congestion, suivie de symptômes de paralysie, d'agitation, et de grincement de dents.

Examiné au mois de juillet, il nous présente les signes d'une paralysie générale déjà avancée: embarras de la parole, gêne des mouvements, raideur des membres, grincement de dents, affaiblissement de l'intelligence avec délire ambitieux peu intense.

Pendant les mois d'août et de septembre, les symptômes que je viens d'énumérer augmentent d'une manière notable.

15 *novembre.* Le malade est plongé dans un état demi-comateux, la sensibilité est complètement abolie, et il ne peut proférer une seule parole. Grincement des dents, raideur considérable des membres avec demi-flexion, prédo-

minant à gauche; la pupille de ce côté est un peu plus large que celle du côté droit. — Saignée de 500 grammes; diète. Fibrine, 5 gr. 90.

17 novembre. Il a recouvré la connaissance et la sensibilité, et peut articuler quelques mots; la raideur des membres est moins considérable, l'inégalité des pupilles persiste.

*Décembre.*On a essayé de le faire lever pendant quelques jours, mais il ne pouvait se tenir debout.

*Janvier.*L'inégalité des pupilles persiste, l'embarras de la parole est très considérable, et les conceptions sont tellement bornées qu'on peut à peine obtenir de lui quelques monosyllabes. Grincement des dents, raideur des membres prédominant à gauche. L'affaiblissement de l'intelligence, les troubles de la motilité augmentent, en même temps que diminuent les forces, jusqu'au moment de la mort qui arrive le 21 avril à cinq heures du soir.

Autopsie, quarante heures après la mort.

Os du crâne injectés légèrement, adhérents à la dure-mère.On trouve appliquée sur le feuillet pariétal de l'arachnoïde, dans toute son étendue, excepté à la base du crâne, une pellicule très fine, très molle, demi-transparente, blanchâtre, ne présentant aucun point rosé, ni jaunâtre; son épaisseur et sa consistance sont un peu plus marquées à la partie antérieure des hémisphères et près de la grande scissure interhémisphérique que dans les autres points de son étendue. Elle est peu adhérente à l'arachnoïde pariétale; on peut en détacher facilement, malgré son peu de consistance, des lambeaux larges comme la main, sans la déchirer. Étudiée au microscope, elle nous offre un aspect granuleux finement strié, semblable à celui de la fibrine en voie de décomposition; cet aspect est dû à l'entre-croisement serré de nombreuses fibres lamineuses très fines, empâtées dans de la matière amorphe. En traitant la préparation par de l'acide acétique, on aperçoit beaucoup de noyaux embryoplastiques.

L'arachnoïde viscérale et la pie-mère sont épaissies, injectées, adhérentes aux circonvolutions cérébrales dans beaucoup d'endroits, surtout aux environs de la scissure de Sylvius, de la grande scissure interhémisphérique, et à la partie antérieure du cerveau.

La substance grise des hémisphères est rosée, ramollie; la substance blanche, injectée. La membrane séreuse qui tapisse les ventricules est épaissie, injectée et présente des granulations miliaires abondantes, surtout dans le ventricule du cervelet.

Le liquide du tissu sous-arachnoïdien et des ventricules est incolore, transparent, et peu augmenté de quantité.

Le cervelet est injecté et paraît ramolli.

Les organes abdominaux et thoraciques sont sains.

CONCLUSIONS.

La paralysie générale, comme toute autre inflammation chronique, ne produit pas d'augmentation de fibrine dans le sang quand elle suit une marche lente et régulière. Cette quantité peut même diminuer dans certains cas. — L'augmentation a lieu lorsque les phénomènes phlegmasiques deviennent très intenses, passent à l'état aigu. Le poids de la fibrine peut alors atteindre 5 gr.90.